AF466650

CONTRIBUTION

A LA

PATHOGÉNIE DES VOMISSEMENTS INCOERCIBLES DE LA GROSSESSE

Par le docteur P. Guibal (de Béziers),
Ex-interne des hôpitaux de Paris.

La pathogénie des vomissements incoercibles de la grossesse est encore, à l'heure actuelle, entourée d'obscurité. Toutes les théories qui visent à les expliquer par un mécanisme unique sont discutées et discutables.

En effet, l'étude clinique, les constatations nécropsiques dans les cas encore fréquents qui se terminent par la mort, les résultats thérapeutiques, tout porte à incriminer trois ordres de causes : 1° des troubles névropathiques, préexistant ou non à la grossesse, engendrés ou exagérés par elle ; 2° des troubles nerveux réflexes partis de la zone génitale ; 3° l'auto-intoxication gravidique.

Il convient d'enfermer dans la première variété les faits indéniables où l'on voit les vomissements apparaître à la suite d'une émotion violente, ou guérir par un choc nerveux intense ou sous l'influence de la suggestion : tel le cas où les vomissements cessèrent parce qu'on avait montré à la malade une cuvette contenant des débris sanglants, en lui affirmant que la grossesse était interrompue. C'est sans doute par suggestion, également, qu'agissent certains traitements dont l'action ne s'explique guère : injections de cocaïne à l'épigastre, préconisées par M. A. Pozzi (1) ; prescription de panades (Fochier), de mets lourds et indigestes ; usage de remèdes divers, tels que l'acide acétyl-salicylique (2), l'opothérapie ovarienne (3), l'électricité sous diverses formes, galvanique, faradique, statique, etc.

L'auto-intoxication gravidique trouve en M. Pinard un défenseur autorisé : la seule cause des vomissements incoercibles, dit cet auteur, est la toxémie, et j'ajoute l'hépato-toxémie. Tous les vomissements, ajoute M. P. Delbet, sont dus à une toxi-infection agissant sur le bulbe ou sur le cervelet.

Cette formule, absolue et impérative, est contredite par les faits ; on en trouvera la preuve dans les observations que je donne plus loin. J'espère que leur valeur démonstrative paraîtra indiscutable.

---

(1) A. Pozzi. In *Sem. méd.*, 1897, p. 360. — M. Sokolski aurait réussi à arrêter les vomissements par 8 injections de cocaïne à 1 p. 100. *Sem. méd.* 1906, p. 476.

(2) W. M. Crofton, de Sutton Bridge ; in *Sem. méd.* 1907, p. 309.

(3) Stella. In *Sem. méd.*, 1906, p. 523.

La théorie de l'intoxication renferme cependant sa bonne part de vérité, car elle s'appuie sur la clinique et sur les résultats d'autopsies montrant des lésions accentuées du foie qui donnent l'explication de l'insuffisance hépatique (Champetier de Ribes et Bouffe de Saint-Blaise, Mettey) (1). On sait, d'autre part, que le subictère est fréquent et que l'ictère apparaît dans les formes graves.

Mais le foie n'est pas seul à incriminer : les autopsies ont encore révélé, en effet, des désordres sérieux du côté des reins, en même temps que l'analyse des urines montrait une élimination défectueuse et l'impossibilité pour ces organes de suppléer au rôle émonctoire du foie malade. C'est là une circonstance aggravante, car on sait que l'atteinte simultanée du foie et des reins porte au maximum les troubles toxiques, quel qu'en soit le point de départ.

Le rôle du tube digestif, dans la genèse des accidents toxiques et des vomissements incoercibles qui en sont la conséquence, n'est pas davantage contestable. Beaucoup de femmes enceintes étant de grandes constipées, il était naturel de mettre en cause la stercorémie. Une preuve directe de la réalité et de l'importance de cette dernière est fournie par les améliorations et

(1) Mettey. Traitement des vomissements incoercibles de la grossesse. Th. de Paris, 1904.

les guérisons que donne la désinfection du tube digestif par l'entéroclyse ou par la superpurgation (méthode de Forgues, d'Etampes, et de Bonnaire), ou par le lavage de l'estomac (Achard).

Mais il est des cas dans lesquels la stercorémie ne peut raisonnablement pas être invoquée et qui résistent à la désinfection intestinale la mieux conduite. On a imaginé alors de trouver ailleurs, dans l'œuf lui-même, le laboratoire des poisons qui atteignent la mère. Pour Theilhaber ce sont les urines du fœtus qui intoxiquent la mère. Cette explication ne peut guère être valable, car quelle est donc la quantité d'urine sécrétée par un fœtus de six ou huit semaines? Czempin, de Berlin, pense que le placenta cesserait de jouer, on ne sait d'ailleurs pas pourquoi, un rôle antitoxique contre des poisons venus du fœtus : tout cela n'est qu'hypothèses. Pour d'autres, enfin, ce sont les cellules syncytiales, lancées dans la circulation au moment de la disparition des villosités, qui provoqueraient l'intoxication. Encore hypothèse émise sans un commencement de preuve.

Il existe, avons-nous dit, une troisième série de faits où les vomissements ne peuvent être mis sur le compte ni du nervosisme, ni de l'intoxication : tels les cas où les vomissements ont cessé après réduction d'une anté ou d'une rétroversion; après traitement d'une ulcération du col par des tampons à la cocaïne ou à la glycérine ichthyolée ; après la simple dilatation du col (sans expulsion de l'œuf) par les doigts, une mèche de gaze, une tige de laminaire (méthode de Copeman). Ces guérisons ne s'expliquent que par la suppression d'un réflexe à point de départ génital. Ce réflexe peut d'ailleurs exister en dehors de la gravidité : témoin ce fait, publié par MM. Galliard et Robineau, où les vomissements incoercibles étaient symptomatiques d'une fibromatose utérine avec salpyngite et guérirent par l'hystérectomie.

On ne manquera pas certainement d'objecter que ce réflexe est inconnu dans son point de départ et son lieu de réflexion, mais les autres théories ne sont pas davantage à l'abri des objections, car, que l'on invoque le nervosisme ou l'auto-intoxication, la curiosité de l'esprit est loin d'être toujours satisfaite et le nombre des questions laissées sans réponse est aussi grand qu'avec la théorie réflexe.

Pour ma part, les cas que j'ai observés de vomissements incoercibles de la grossesse ne sont explicables que par la seule action d'un réflexe à point de départ utérin. Pour le prouver, je choisirai quatre faits, les plus graves, puisque j'ai dû pratiquer l'avortement, et aussi les plus démonstratifs. La succession des faits y est telle que, chez au moins deux de mes malades, la deuxième et la troisième, elle a la logique et la rigueur d'une expérience de laboratoire de physiologie ; elle oblige à incriminer, à l'exclusion de toute autre cause, l'intervention d'un trouble réflexe.

Ma première malade, âgée de trente et un ans, multipare, avait eu des vomissements prolongés à ses précédentes grossesses, mais elle avait pu les mener à terme. Dès le début de la troisième grossesse, les vomissements deviennent incoercibles et résistent à la thérapeutique la plus variée et la mieux conduite : régime lacté glacé; alcalins à haute dose associés à la stovaïne, bromure et valériane, eau chloroformée, pulvérisation de chlorure d'éthyle sur l'épigastre et sac de glace en permanence, sans oublier les efforts de suggestion les plus tenaces. Quand je vois la malade, au milieu du troisième mois de la grossesse, on essaye depuis plusieurs jours la diète hydrique associée aux injections et aux lavements de sérum. Je trouve l'état suivant : efforts violents de vomissements expulsant de l'écume blanchâtre et mousseuse, striée parfois de filets de sang ; intolérance absolue pour n'importe quel liquide, la malade est faible et abattue, prise de vertiges et de tendances syncopales dès qu'elle cherche à s'asseoir seulement sur le lit ; les flancs et l'épigastre sont très douloureux au palper et à l'occasion des efforts, ce qu'il faut attribuer aux secousses émétiques. Les urines sont presque nulles, non albumineuses; absence de selles, foie normal, reins indolores. L'utérus est normalement développé et placé ; col sain. Pouls petit, faible, dépressible, se tenant au-dessus de 100 depuis cinq jours, actuellement à 104, température rectale : 36°3.

Je décide d'interrompre la grossesse parce que toutes les ressources du traitement médical ont été essayées, que l'état est assez grave pour justifier toutes les craintes et faire redouter les pires surprises, que la patiente, enfin, habitant la campagne, je crains de ne pouvoir intervenir à temps si l'état continue à s'aggraver.

Je dois insister sur ce fait que, malgré la diète

hydrique absolue, la patiente ne prenant que quelquelques gorgées d'eau glacée à de longs intervalles pour calmer sa soif, elle vomissait toutes les dix minutes environ et que, pendant mon examen, elle avait vomi plusieurs fois. C'étaient des efforts très violents qui laissaient la patiente brisée, étendue sur l'oreiller dans une prostration et un abattement profonds. Pendant les préparatifs, l'écho m'arrivait encore de ses efforts sonores.

On donne quelques bouffées de chloroforme « à la reine », je dilate le col avec des bougies de Hégar et je vide l'utérus en quelques instants à l'aide de la curette. La malade, remise en place et réchauffée, s'éveille presque aussitôt. Avant de la quitter, une demi-heure après l'intervention, je lui fais donner un grand bol de lait qu'elle garde ; deux heures après elle absorbe un grand bol de chocolat au lait qu'elle conserve de même. Elle n'a plus ni vomissement, ni nausée, et le lendemain elle peut manger et boire à sa guise sans ressentir le moindre trouble.

Ma seconde observation concerne une dame de vingt-huit ans, femme de médecin, mère de deux enfants âgés de six et quatre ans, se trouvant enceinte pour la troisième fois. Lors de ses précédentes grossesses, les vomissements avaient été assez abondants, mais sans compromettre la santé. Cette fois, ils sont apparus à la fin du premier mois et ont augmenté de fréquence au point que toute alimentation est devenue impossible. Ici encore le traitement médical a été essayé, sous toutes ses formes, par trois médecins luttant pendant un mois et demi. On avait eu recours à la superpurgation à l'aide de l'eau de Sedlitz, mais chaque gorgée de liquide était immédiatement rendue et la malade refusait absolument de rien prendre à cause des douleurs vives que lui procurait chaque prise par les secousses émétisantes qui brisaient ses flancs et son épigastre. Les lavages abondants de l'intestin ne ramenaient rien.

Je trouve la malade très affaiblie, incapable de lever la tête sans risquer un éblouissement ; la langue est sèche et la soif très vive ; les flancs sont douloureux, le ventre est déprimé, les urines ne dépassent pas 300 grammes par jour, sans albumine ; le pouls est à 96, assez bon ; on m'affirme que la malade a maigri d'environ 10 kilogrammes ; en effet la peau est flasque et molle. Rien d'anormal du côté des organes génitaux. Il y a un effort de vomissement toutes les vingt minutes environ. Depuis dix jours la malade n'absorbe pas 200 grammes de liquide par jour, elle humecte sa langue constamment avec de la limonade glacée pour calmer la soif. On a fait une injection de sérum, mais elle refuse d'accepter une nouvelle injection.

Aucune trace de nervosisme ou d'hystérie.

On m'avait appelé pour pratiquer l'avortement et je dois convenir que tout a été tenté et qu'il constitue la dernière ressource. Comme le mari répugnait à l'emploi des procédés sanglants, je décide d'introduire dans l'utérus une sonde en gomme. Voici ce qui se passe. Le 26 juillet 1905, à 4 heures du soir, je pratique cette manœuvre. D'abord rien de particulier du côté de l'utérus, et les vomissements continuent avec les mêmes caractères. A 6 heures, quelques coliques se déclarent, avec expulsion d'un peu de sang : dès ce moment les vomissements cessent comme par enchantement et la malade peut boire ce qu'elle veut, lait, bouillon, limonade glacée, sans le moindre malaise, sans la plus légère envie de vomir ; cet état contraste tellement avec l'état antérieur qu'il tient presque du prodige.

Ainsi se passe la nuit. Je vois la malade le lendemain matin, le 27, à 8 heures. Toujours pas de vomissements ; elle absorbe devant moi, et avec quelle satisfaction, un bol de lait où elle trempe un petit morceau de pain. Les coliques utérines ne sont pas très fortes, maic assez nettes, avec un peu de sang à la vulve. L'état général est par contre inchangé. L'avortement me semblant en bonne voie, je pars en vacances et j'abandonne la malade à ses médecins.

Or, voici la suite. Le 27 au soir, à 5 heures exactement, la sonde est expulsée, les coliques cessent, de même le suintement sanglant et le travail d'avortement s'arrête. En même temps, brusquement, les vomissements recommencent ; en quelques heures ils sont devenus fréquents, aussi violents et pénibles qu'avant mon intervention. Adieu lait, potages et bouillon. Il faut revenir aux rares gorgées de limonade glacée. Comme pendant ces 24 heures d'alimentation copieuse la malade a repris des forces on décide d'attendre, avec l'espoir que l'avortement reprendra.

Il n'en est rien, et comme, avec les vomissements, la crainte est revenue dans l'âme du mari, il me rappelle le 29. J'arrive le 30 au matin et trouve l'état tel que je l'ai décrit plus haut : vomissements incessants, toutes les vingt minutes environ, faiblesse grande et douleurs émétiques. Sans anesthésie, je vide l'utérus à la curette en quelques instants. Dès que la malade est remise à sa place les vomissements ont disparu comme par enchantement et ne se reproduisent plus. On apporte un bol de lait qui est gardé. Dès ce moment la malade se gave de liquides, car il faisait très chaud et la soif était vive; jamais il n'y eut la plus légère nausée ni le moindre trouble gastrique.

Ma troisième malade est une femme de trente-trois ans, enceinte pour la seconde fois. Lors de sa première grossesse, il y a trois ans, elle présenta à la fin du premier mois des vomissements qui devinrent rapidement incoercibles. On eut recours au traitement médical, consistant dans la prescription de boissons rares et glacées et de divers médicaments calmants de l'excitabilité nerveuse ; l'état général avait sérieusement périclité et on commençait à éprouver des craintes justifiées, lorsque l'avortement se produisit spontanément à la fin du deuxième mois. Les vomissements cessèrent aussitôt et l'état général se remonta rapidement.

Dans la grossesse actuelle, les vomissements ont

apparu dès la troisième semaine et sont devenus incoercibles peu à peu. La malade est habituellement très grasse; son système nerveux n'a jamais manifesté d'excitabilité notable, et il est impossible de trouver dans le passé ou le présent aucun souvenir ou aucun signe qui permette d'invoquer l'hystérie.

Je la vois pour la première fois le 15 octobre 1908; d'après les commémoratifs, la grossesse est au milieu du quatrième mois. Les vomissements surviennent toutes les vingt minutes environ, nuit et jour; le sommeil est impossible ; aucun liquide n'est gardé et la malade refuse de rien prendre à cause des douleurs et des malaises que chaque tentative de prise lui procure; elle ne peut que se rincer la bouche avec une gorgée de tisane glacée. Les vomissements ne ramènent que quelques gorgées d'écume blanche et mousseuse ; parfois les efforts se font à sec et ne ramènent rien. L'amaigrissement est, paraît-il, très considérable et la malade aurait perdu de 15 à 20 kilos. Sa peau est flasque et flotte sur elle comme un vêtement trop ample; les masses musculaires sont molles. La langue est sèche. Le pouls est à 96, petit et dépressible. Pas d'ictère. Angoisse extrême; la malade demande ardemment qu'on la débarrasse des vomissements qui la torturent. Elle ne peut pas se tenir debout ni même s'asseoir sans éprouver des tendances syncopales. La quantité d'urines ne dépasse pas 250 grammes par vingt-quatre heures. La température rectale est de 36°4.

L'examen de l'appareil génital montre que l'utérus est en antéversion normale; il dépasse le pubis de deux travers de doigt; il a la mollesse habituelle, et son volume est bien celui d'un utérus de trois mois et demi. Col sans ulcérations. Rien du côté des annexes. Foie de volume normal. Reins non perceptibles et pas d'albumine dans les urines.

Le danger ne paraissant pas pressant, je conseille : administration copieuse d'eau de Sedlitz; grandes entéroclyses, suivies de lavements de sérum; diète hydrique à l'eau d'Evian glacée, injection, répétée si cela est nécessaire, de cocaïne au creux épigastrique. Pour mettre en jeu l'action de la suggestion, j'annonce avec autorité que le résultat est certain, que ces moyens sont toujours suivis de succès et que les vomissements vont disparaître.

Deux jours après, je revois la malade ; l'état est inchangé, l'eau de Sedlitz n'a pu être gardée malgré les nombreuses tentatives qui ont été faites, pas plus d'ailleurs que l'eau d'Evian. Les lavements ont provoqué des selles peu abondantes et sans odeur. Je conseille l'application d'un sac de glace en permanence sur l'épigastre et les pansements du col utérin à l'aide de tampons cocaïnés, en insistant sur les efforts de suggestion. On fait chaque jour deux injections de 750 grammes de sérum chacune.

Trois jours plus tard, le 20, l'état s'est plutôt aggravé: vomissements incessants, pouls à 104, périodes d'agitation suivies d'un grand abattement; la nuit surviennent des hallucinations et du subdélire ; peau sèche; pas d'ictère. Les urines sont assez abondantes: un litre par vingt-quatre heures, grâce au sérum.

Je fais une dernière tentative en vue de prolonger la grossesse et j'ai recours à la méthode de Copeman : une tige de laminaire est introduite dans le col à six heures du soir. Il ne se produit ni coliques, ni écoulement de sang donnant à penser que la grossesse va être interrompue, et cependant les vomissements commencent à s'espacer vers huit heures et ils manquent totalement jusqu'à trois heures du matin, c'est-à-dire pendant six heures ; jamais, depuis le début des vomissements, on n'avait observé un pareil répit. Cette période de calme est mise à profit par l'entourage qui donne à la malade de l'eau, du lait et du bouillon de légumes à volonté. Tout est d'abord bien gardé, mais, vers trois heures du matin, quelques vomissements apparaissent; ils sont d'abord espacés, puis ils se précipitent, et quand le médecin revoit sa malade, à neuf heures du matin, il la retrouve comme la veille au soir. La tige de laminaire est sortie du col et se trouve libre dans le vagin, mais il est évident qu'elle a dilaté la cavité cervicale, laquelle est largement entr'ouverte.

Quand je revois la malade, le soir de ce jour, son état me semble inquiétant, et je regrette d'avoir tant tergiversé et d'avoir peut-être compromis la vie de la mère : pouls à 112, langue sèche, traits tirés, urines nulles, abattement profond et anxiété extrême de la patiente. Je décide de recourir sans délai à l'avortement. La malade est endormie, le col est dilaté avec des bougies de Hégar; j'introduis un petit ballon de Champetier, mais il se crève; comme je n'en ai pas d'autre à ma disposition, me trouvant à la campagne et loin de mon domicile, je pratique la dilatation digitale du col; celui-ci est très rigide et je dois déployer des efforts très grands et mettre beaucoup de temps avant d'avoir un accès même relatif dans la cavité utérine; je puis extraire un fœtus de 10 centimètres. Quant au décollement du placenta, il est tout à fait impossible, parce que je ne puis pas introduire même deux doigts à travers le col rigide et indilatable. Je ne puis décoller que son pôle inférieur. Mes efforts dans ce sens ont pour seul résultat de me faire déchirer largement le col, à gauche, sous la traction des pinces de Museux. J'essaie de fragmenter le placenta sous des curettes de Wallich, mais elles ne mordent pas. Comme il n'y a pas de perte de sang, j'introduis une mèche dans l'utérus ; après un lavage à l'eau oxygénée, je tamponne le vagin et la malade est reportée dans son lit.

Elle se réveille facilement, et elle n'a plus un seul vomissement. On ne lui donne d'abord que de l'eau glacée par cuillerée à bouche, comme après la chloroformisation en général; puis on augmente rapidement la quantité, car elle demande à boire instamment.

Le matin, à neuf heures, dix heures après l'intervention, son médecin enlève le tampon vaginal et voit le placenta engagé dans le col très dilaté et à moitié sorti de l'utérus. Il n'a qu'à le saisir dans les mors d'une pince pour l'amener complètement et facilement au dehors.

Les suites ont été d'une simplicité parfaite et la malade s'est rétablie en quelques semaines.

Dans la quatrième et dernière observation, il s'agit d'une femme de vingt-quatre ans, dans les antécédents de laquelle rien ne permet d'incriminer la moindre tendance névropathique : pas d'attaques de nerfs, ni de sauts d'humeur; elle est calme, de sens rassis et très indifférente aux événements.

Il y a un an, après deux ans de mariage, elle devient grosse et présente des vomissements, dès le quinzième jour après l'interruption des règles. Ils augmentent rapidement d'intensité, si bien que cette femme, affaiblie et effrayée, va trouver une sage-femme qui la fait avorter séance tenante ; les vomissements cessent aussitôt.

Dans la grossesse actuelle, le début des dernières règles remonte au 25 mars 1909; dix jours après, les vomissements se déclarent ; ils augmentent rapidement de fréquence et arrivent jusqu'à quarante fois par jour. La malade s'affaiblit très vite et se voit obligée de garder le lit; l'amaigrissement est rapide. Comme elle désire vivement avoir des enfants et mener sa grossesse à terme, elle fait appeler un médecin qui essaie, mais en vain, une thérapeutique variée : calmants du système nerveux général; sédatifs de l'excitabilité gastrique, applications de tampons cocaïnés sur le col ; il prescrit, à l'exclusion de tout autre aliment, des eaux alcalines glacées et a recours aux lavements alimentaires. Voyant ensuite que la malade s'affaiblit, il tente de provoquer l'avortement : le 1er juin il dilate le col à l'aide d'une tige de laminaire et pratique une njection intra-utérine avec une solution de sublimé; la grossesse continuant et les vomissements persistant, il dilate à nouveau le col, le 6 juin, avec un dilatateur à trois branches, introduit un hystéromètre qui perfore la poche des eaux, car on note l'issue d'une quantité appréciable de liquide clair ayant manifestement l'aspect et l'odeur du liquide amniotique ; il essaie, à plusieurs reprises, de saisir l'œuf à l'aide d'une pince à faux germes, ce qui provoque un saignement notable ; voyant enfin qu'il ne peut rien amener, ni rien saisir, il termine par une seconde injection intra-utérine. La malade présente ensuite un petit suintement sanguin et éprouve quelques coliques qui durent peu de temps ; les phénomènes de travail ne persistent pas. C'est dans ces conditions, parce que les vomissements persistent et que l'avortement ne se produit pas, qu'on me prie de voir cette malade.

Je la vois pour la première fois le 7 juin. Pouls à 130, faible et mal frappé ; température 37°,5 dans le vagin, langue de couleur rouge vif, de même que le palais, comme quand le muguet va éclater ; la bouche est sèche et la soif vive ; les urines sont très rares, me dit-on, mais je ne puis les voir, car elles n'ont pas été gardées ; les selles sont nulles, malgré les lavements fréquents ; les vomissements ont un peu diminué depuis deux jours, c'est-à-dire depuis les dernières manœuvres sur l'utérus, on en compte une vingtaine au lieu d'une quarantaine par 24 heures ; la malade est très affaiblie et souffre de vertiges dès qu'elle essaie simplement de s'asseoir sur le lit ; elle a maigri de plus de vingt kilogrammes, au dire du mari et du médecin ; depuis la veille est apparu un subictère très net des conjonctives et des muqueuses palpébrale et linguale ; comme la malade est très brune, on ne se rend pas compte d'une modification de coloration de la peau. Le ventre est souple, plat ; on ne sent pas de matières accumulées dans le gros intestin ; le pannicule adipeux est diminué et la peau fait de nombreux plis dus à l'amaigrissement ; le foie n'est ni douloureux, ni augmenté de volume. L'utérus est en antéversion normale, globuleux et mou, gros comme à deux mois ; dans les culs-de-sac on sent les annexes un peu grosses et douloureuses : cette salpingite existe depuis le dernier avortement. L'état moral est bon.

Malgré l'accélération et la faiblesse du pouls, malgré le subictère, malgré l'affaiblissement et l'amaigrissement très prononcés, j'aurais essayé le traitement médical, en donnant la préférence à la méthode de Forgues et Bonnaire associée aux injections de sérum. Il me semblait qu'on pouvait tenter de prolonger la grossesse, la malade habitant en ville et pouvant être surveillée étroitement. La diminution des vomissements ne pouvait être regardée avec certitude comme un signe d'amélioration et pouvait être considérée comme une indication d'agir, car on sait que les vomissements s'atténuent ou disparaissent quand la maladie entre dans sa troisième phase, celle des troubles nerveux, dont le pronostic est si grave.

Malgré tout, j'aurais donc fait un essai loyal du traitement médical, si des manœuvres n'avaient pas été tentées sur l'œuf; mais je considérais que la vitalité de ce dernier devait être des plus précaires, en raison des traumatismes dont il avait été victime et dont le dernier, avec écoulement de liquide amniotique, devait sans doute lui avoir été fatal. Je ne me reconnus pas, en conséquence, le droit de faire courir à la mère un risque certain que ne compensait aucune chance de survie du fœtus.

L'intervention est décidée pour le lendemain matin ; pour la faciliter on introduit une tige de laminaire dans le col, on pratique une injection sous-cutanée de 500 grammes de sérum dont on donne, en outre, un litre en lavement dans la nuit. Le matin l'état est stationnaire : pouls à 126, t. = 37°,4, les vomissements ne sont pas modifiés; le hoquet est constant, la seule amélioration est du côté des urines qui s'élèvent à 500 grammes. Elles ne paraissent pas ictériques ; j'avais prié qu'on les donnât à analyser, mais ce désir n'a pas été rempli, par oubli. L'ictère est persistant.

Dilatation du col, le 8, matin, et évacuation de l'utérus à la curette. L'embryon mesure dix millimètres. A aucun moment il ne s'écoule de liquide amniotique, ce qui paraît confirmer que l'œuf avait bien été ouvert ; les dimensions de ce dernier sont celles d'une grosse noix.

Dans la journée, la malade ne vomit qu'une fois du lait ; mais elle fait remarquer que le lait est toujours vomi quand elle est malade; en effet, elle garde une quantité considérable d'eau d'Evian et de tisane, sans vomir, ce qui lui était impossible auparavant; elle prend aussi un demi-litre d'eau de Sedlitz et elle a quatre selles qui ne présentent, au point de vue de l'aspect ou de l'odeur, aucun caractère particulier. Le soir elle urine abondamment.

Le 9, elle vomit encore deux fois du lait, puis elle y renonce définitivement et ne vomit plus à partir de cet instant. Pouls à 116, t. 37°,4, subictère inchangé, langue et palais toujours rouges; la patiente se sent bien.

Le 10, pas de vomissement ; on donne de nouveau de l'eau de Sedlitz qui amène quatre selles liquides sans odeur; on continue l'administration d'eau d'Evian, de tisanes, de chocolat à l'eau et de sérum par voie rectale; l'ictère diminue notablement; pouls 104, t. 37°.

Le 11, l'amélioration continue. Pouls 96, t. 36°,7; subictère totalement disparu, urines très abondantes et claires; état général parfait ; la malade absorbe en quantité de l'eau d'Evian, du bouillon, du chocolat à l'eau, mais toujours pas de lait. Les jours suivants, on revient insensiblement à l'alimentation solide et la convalescence se poursuit régulièrement.

Quelle explication pathogénique convient-il de donner des quatre faits que nous venons de rapporter ? Il ne peut être question de les attribuer à l'intoxication. Dans toute intoxication, l'effet survit à la cause. Il faut, pour que cessent les manifestations de l'intoxication, que les toxines accumulées dans l'organisme soient détruites sur place ou éliminées; il faut aussi que les lésions anatomiques produites par les toxines (dans le foie et dans les reins pour le cas que nous envisageons) aient le temps de disparaître. Tout cela demande un certain délai pendant lequel continuent à se manifester les signes de l'auto-intoxication.

Or, dans nos observations, rien de semblable : dès que l'utérus est vidé, les vomissements cessent à la minute même si la théorie de l'intoxication peut donc être invoquée dans les cas où l'on voit les vomissements aller s'espaçant et finalement disparaître à mesure que s'éliminent les toxines et que se réparent les dégâts produits dans les organes, il n'en est pas de même lorsque l'arrêt des vomissements accompagne brusquement l'avortement.

Seule, une influence nerveuse peut donner l'explication d'une cessation instantanée.

Est-ce le nervosisme ou l'hystérie ? Je rappelle que toutes mes malades étaient indemnes à ce point de vue et qu'aucune ne présentait les stigmates de cette névrose. On sait d'ailleurs l'importance modeste qu'il convient d'accorder aujourd'hui à ces prétendus stigmates que l'on considère comme le résultat d'une suggestion inconsciente, le plus souvent d'origine médicale (Babinski). Je ne pense pas davantage que les vomissements incoercibles que j'ai rapportés appartiennent à la catégorie des troubles pithiatiques ; le fait a été discuté pour les vomissements en général et me semble encore plus discutable pour les cas que je viens de citer.

Je ne vois qu'une action nerveuse réflexe, à point de départ utérin, capable d'expliquer la brusquerie de la cessation des vomissements, à la suite de l'avortement. Est-ce dans le corps utérin distendu par l'œuf, où dans le col, que siège le point de départ du réflexe, je ne sais, mais tout plaide en faveur de cette explication dans les faits cités plus haut.

Dans la première observation, les vomissements durent depuis plus de deux mois et ont résisté à la thérapeutique la plus variée ; la malade a un effort toutes les dix minutes et elle vomit encore au moment où on la met en travers du lit pour l'avortement ; tout terminé, elle n'a plus une nausée et peut impunément avaler de grandes quantités de liquide.

La deuxième observation est bien plus probante encore. J'ai dit l'état de la malade et ses vomissements incessants. J'introduis une sonde dans l'utérus ; pendant une heure aucun phénomène ne se produit de ce côté et les vomissements continuent ; puis, commencent quelques coliques et un peu de suintement sanglant faisant présager l'avortement ; aussitôt les vomissements s'arrêtent, et cette amélioration dure aussi longtemps que la sonde reste dans l'utérus. En quoi, je le demande, les causes d'intoxication ont-elles été levées, puisque l'œuf reste toujours dans l'utérus, qu'il n'a pas été obtenu une seule selle. Puis la sonde tombe, le travail de l'avortement s'arrête et les vomissements reprennent avec une soudaineté aussi grande qu'ils avaient cessé. Quelle est cette nouvelle cause d'intoxication, d'où est-elle partie ? Et par quel mécanisme l'ai-je radicalement supprimée lorsque, deux jours plus tard, pratiquant l'avortement, je coupe court, du même coup, subitement et radicalement, aux vomissements incoercibles.

Chez ma troisième malade, nous avons vu que la simple introduction d'une tige de laminaire dans le col suffit à interrompre pendant quelques heures les vomissements que rien n'avait pu vaincre. On croit aussitôt au triomphe de la méthode de Copeman, mais il faut bientôt déchanter, car les vomissements reviennent. Mais en quoi, pendant cette demi-nuit, les causes d'intoxication étaient-elles abolies par le seul fait de la présence d'une laminaire dans le col ? Ensuite, je pratique l'avortement ; j'extrais un fœtus de huit centimètres, et il m'est impossible d'avoir le placenta. Au réveil, les vomissements ne se reproduisent plus. Et puisque le placenta est retenu et que les vomissements manquent on ne peut prétendre que c'est dans cet organe que prennent naissance les produits toxiques cause des vomissements.

Le quatrième cas enfin est plus intéressant parce qu'il a donné lieu à un symptôme, l'ictère, qui faisait défaut chez les autres malades. Malgré l'ictère, un amaigrissement très sérieux, des urines excessivement rares, un pouls fréquent à 130, l'état général ne paraissait pas trop atteint ; la malade ne présentait ni la torpeur, ni l'abattement que j'avais remarqué chez les autres. J'aurais essayé sans crainte le traitement médical et fait appel à la méthode de Forgues et Bonnaire, si les nombreuses manœuvres qui avaient été dirigées contre le fœtus ne m'avaient fait penser que la continuation de la grossesse était impossible et qu'il était irraisonnable, dans ces conditions, de faire courir à la mère le risque le plus léger.

La présence de l'ictère semblait donc faire entrer ce cas dans la liste de ceux où l'intoxication, où la toxémie hépatique doit être incriminée. Or, que voyons-nous après l'avortement? Les vomissements s'arrêtent aussitôt. Ils ne disparaissent pas radicalement comme chez nos autres malades, mais c'est le lait qui est le coupable, car la malade ne le supporte jamais, quelle que soit la maladie dont elle souffre ; il suffit de supprimer le lait pour que les vomissements cessent. Cette restriction faite, on peut dire que l'évacuation de l'utérus a eu le même résultat que dans les autres cas, c'est-à-dire la disparition soudaine des vomissements. Il semble difficile, dans ces conditions, de contester que la cause des vomissements ait résidé, ici encore, dans un réflexe à point de départ vraisemblablement utérin.

Ce quatrième cas soulève un second problème : quelle est la cause de l'ictère? Faut-il l'attribuer à l'intoxication? Je ne le crois pas et c'est l'explication suivante qui me paraît la plus acceptable. Sous l'influence des vomissements fréquents et prolongés, l'absorption de liquide étant impossible, l'organisme se déshydrate, par perspiration cutanée, d'une part, et par ce fait, d'autre part, que la malade vomit plus de liquide qu'elle n'en prend. Il en résulte une oligurie très marquée, qui existait chez toutes les malades et que tous les auteurs ont signalée. Cette déshydratation porte également sur le sang et a pour conséquence une polyglubolie que Devraigne (1) a étudiée. C'est une polyglobulie relative par concentration du sang avec augmentation parallèle de l'hémoglobine.

La réalité de ce mécanisme est prouvée par les bons effets des injections de sérum qui améliorent l'état général et diminuent la polyglobulie, en diluant le sang. Dans un cas de Devraigne, le nombre de globules rouges passa de 7.000.000 à 5.000.000 à la suite d'une injection de 500 cc. de sérum.

La concentration du sang a une autre conséquence qui nous intéresse plus directement, c'est la concentration des sécrétions et notamment de la bile. Or on sait que la bile porte obstacle à son propre écoulement, quand elle contient une quantité exagérée de pigments qui l'épaississent et ne lui permettent qu'une évacuation dif-

(1) L. Devraigne. Contribution à l'étude du sang dans les vomissements incoercibles de la grossesse. (*L'Obstétrique*, 1909, n° 5.).

ficile. L'ictère qui apparaît alors est un véritable ictère par rétention (ictère pléiochromique de Stadelmann). C'est à cette variété d'ictère que je crois avoir eu affaire.

Il se peut que dans certains cas le mécanisme de l'ictère soit différent : l'oligurie entraînerait l'auto-intoxication, les poisons que fabrique normalement l'organisme n'étant pas éliminés. Dans ce cas, les lésions constatées du côté du foie et des reins, organes qui ont pour rôle, le premier d'éliminer les toxines, le second de les détruire, n'ont rien de surprenant puisqu'on les rencontre dans toutes les intoxications, endogènes ou exogènes, pourvu qu'elles agissent de façon suffisamment intense et prolongée.

Dans les deux cas, les vomissements seraient la cause de l'ictère, soit en provoquant une auto-intoxication dont l'ictère constitue l'une des nombreuses manifestations, soit en déterminant l'obstruction des canalicules biliaires par la bile épaissie.

Je n'ai garde de nier le rôle de l'auto-intoxication primitive dans les vomissements incoercibles de la grossesse, mais je ne pense pas que l'on puisse l'invoquer dans les faits, comme ceux que je rapporte, où l'on voit les vomissements disparaître subitement, aussitôt après l'avortement, et les phénomènes d'intoxication, et l'ictère s'atténuer à mesure que la malade peut boire, diluer son sang et laver l'organisme par une urination abondante.

Chez ces malades les vomissements sont primitifs et dus à un réflexe à point de départ utérin.

Je crois intéressant d'ajouter aux quatre faits que je viens de rapporter une observation qui m'a été donnée par mon ami, le docteur Gayraud, de Murat-sur-Vèbre. Je me garderai d'en affaiblir la portée par aucun commentaire et je la livre aux méditations des partisans de l'intervention exclusive de l'auto-intoxication dans l'étiologie des vomissements incoercibles.

« Marie C..., quarante-deux ans, a déjà eu quatre enfants. Lors de ses quatre précédentes grossesses, elle eut des vomissements qui furent assez facilement supportés.

« Etant grosse de deux mois environ, elle se plaint de vomissements intenses, d'abord alimentaires, puis muqueux et bilieux.

« J'essaie en vain les remèdes les plus variés : teinture d'iode, chloroforme, laudanum, cocaïne, antipyrine, bromidia, etc., etc.

« Le régime lacté ne donne aucun résultat. La malade est enfin mise à la diète complète des liquides et des solides. On l'alimente au moyen de lavements d'eau bouillie salée (250 grammes toutes les trois heures) et de deux lavements alimentaires par jour. Les vomissements persistent ; le pouls augmente de fréquence.

« Le huitième jour de cette diète, la malade ayant eu des vomissements striés de sang et une syncope, je fais appeler un confrère.

« La malade a un facies terreux, subictérique ; elle se plaint d'une voix éteinte d'une violente douleur dans la région épigastrique ; le pouls est à 130. Les extrémités sont glacées.

« Mon confrère me propose d'essayer de lui faire prendre une cuillerée à café d'eau froide. Immédiatement, efforts de vomissements d'une intensité extraordinaire ; la malade, la face cyanosée, se raidit dans un spasme affreux.

« Séance tenante, nous pratiquons la dilatation du col et nous introduisons une sonde dans l'utérus.

« *Avant de partir*, nous lui donnons quelques cuillerées à café de champagne qui sont bien supportées.

« L'expulsion de l'œuf n'a lieu que vingt-quatre heures après ; malgré cela la malade ne présente plus de vomissements et *elle absorbe sans aucune réaction du bouillon et du lait toute la journée.*

« Le relèvement fut très rapide. »

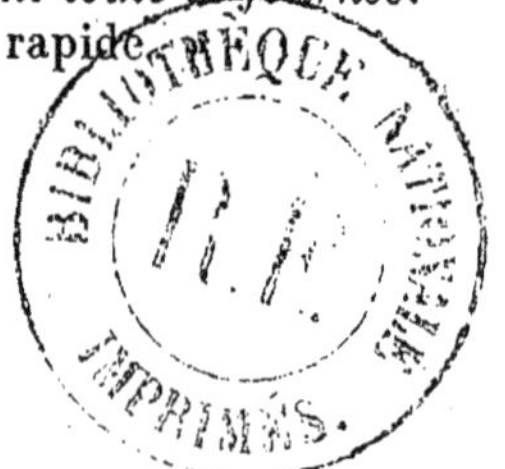

Paris. — Imp. Levé, rue Cassette, 17

www.ingramcontent.com/pod-product-compliance
Ingram Content Group UK Ltd.
Pitfield, Milton Keynes, MK11 3LW, UK
UKHW020448220726
13923UKWH00005B/2414

9 782019 267841